NOTICE
DE

NICOLAS LÉMERY,

CHIMISTE.

MÉMOIRE PRÉSENTÉ A L'ACADÉMIE ROYALE DE ROUEN,

POUR LE CONCOURS DE L'AN 1838,

PAR LE D. JOSEPH TONNET,

DE NIORT.

Ce Mémoire a obtenu une mention honorable.

NIORT,

IMPRIMERIE DE ROBIN ET Cie, RUE DES HALLES.

1840.

NOTICE

SUR

NICOLAS LÉMERY,

CHIMISTE.

NOTICE

SUR

NICOLAS LÉMERY,

CHIMISTE.

MÉMOIRE PRÉSENTÉ A L'ACADÉMIE ROYALE DE ROUEN,

POUR LE CONCOURS DE L'AN 1838,

PAR LE D. JOSEPH TONNET,

DE NIORT.

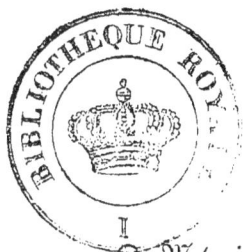

Ce Mémoire a obtenu la première Mention honorable.

NIORT,

IMPRIMERIE DE ROBIN ET Cie, RUE DES HALLES.
—
1840.

NOTICE

SUR

NICOLAS LÉMERY,

CHIMISTE.

Isin apud Ægyptios multa sanitati hominum
pharmaca invenisse Ægypti tradunt, ut potè
quæ scienciæ medicæ fuerit peritissima, adeò-
que multa solerter excogitasse.

Diodor. sicul. Bibl. I, part. 4.

Il existe dans les travaux de l'esprit humain, une marche progressive dont la philosophie parvient à marquer les
diverses époques, et qui lui sert à comparer ou à classer les
siècles sous le rapport des progrès qu'ils ont fait faire à la
raison. — Parmi les autres sciences, la chimie semble seule
faire exception; elle s'en distingue peut-être plus par son
origine et les époques de ses progrès, que par son objet, ses

procédés et ses résultats. — Quoi qu'il en soit des pénibles recherches qui ont été faites sur l'origine et les progrès de la chimie, nous n'en remarquerons pas moins l'époque où cette science doit beaucoup au savant dont nous entreprenons la notice. Mais fidèle au plan qui nous est tracé dans le programme, nous parlerons d'abord de Lémery comme homme privé, puis nous l'envisagerons comme chimiste. C'est dans ce dernier paragraphe que nous parlerons de la science, telle qu'elle était alors, que nous signalerons les services que les travaux de Lémery lui ont rendu, et l'influence que ces mêmes travaux ont exercés sur ses progrès.

Si pourtant, aux yeux de nos juges, nous paraissions n'avoir pas suivi ce plan avec rigueur, nous nous excuserions sur ce que l'histoire des progrès de la chimie et celle des travaux de Lémery sont tellement inhérentes, qu'il nous a été, pour ainsi dire, impossible de s'en séparer.

Nicolas Lémery naquit à Rouen le 17 (1) novembre 1645, de Julien Lémery, procureur au parlement de Normandie, où dominait alors la religion prétendue réformée. Il fit ses

(1) Le programme établit que c'est le 27 au lieu du 17 qu'est né Lémery. Ayant cherché à nous éclairer sur ce point, en consultant les biographies, toutes nous ont confirmé que c'est le 17 au lieu du 27. (*Biogr.* de Michaud, de Feller, du général Beauvais, du *Dict. des Scien. méd.*, etc.)

Dans le compte-rendu, le commissaire-rapporteur de ce mémoire, prétend que c'est le 19 qu'est né Lémery. Nous ne chercherons point à caractériser cette opinion, qui ne s'accorde ni avec l'académie, ni avec l'auteur de ce mémoire, lequel a compulsé toutes les biographies, et qui dans toutes, sans exception, a trouvé que Lémery est né le 17 novembre 1645.

études dans le lieu de sa naissance, après quoi son inclination naturelle le détermina à aller apprendre la pharmacie chez un apothicaire de Rouen, lequel était de ses parens. — Il s'aperçut bientôt que ce que l'on appelait *chimie*, qu'il ne connaissait guère alors que de nom, devait être une science plus étendue que ce que savaient son maître et ses pareils, c'est pourquoi il vint chercher cette science à Paris.

C'est en 1666, que Lémery vint se mettre en pension chez Glazer, alors démonstrateur de chimie au jardin du roi ; il s'y mit pensionnaire, afin d'être mieux à même de profiter des leçons du maître. — Glazer était un chimiste fort habile pour son temps, mais il était imbu des chimères de l'alchimie, de sorte que Lémery, animé d'un ardent amour pour la vérité, ne tarda pas à se dégoûter de son obscurité, et, après avoir passé deux mois auprès de Glazer, il se mit à voyager.

Lémery fit à Montpellier un séjour de trois années, pendant lesquelles il étudia la médecine, l'histoire naturelle et la pharmacie ; il parcourut ensuite diverses provinces de France, et revint à Paris en 1672. — Accueilli avec empressement par plusieurs savans qui avaient formé des sociétés particulières, afin de travailler en commun aux progrès des sciences physiques, il se distingua bientôt par ses lumières, au point que ceux qui déjà l'avaient si favorablement reçu parmi eux, lui fournirent un laboratoire et le présentèrent au prince de Condé, qui lui demanda des leçons de chimie. Dès lors Lémery fit des cours qui lui attirèrent un nombreux auditoire, et lui valurent une réputation rapide et brillante.

Cette réputation était méritée, car Lémery avait su rendre clair et précis le langage jusqu'alors inintelligible de la chimie, qu'il sembla créer de nouveau, en substituant aux anciennes explications hypothétiques des théories fondées sur l'observation attentive et exacte des phénomènes. C'est par de tels travaux que Lémery se fit avantageusement connaître de ceux qui avaient le goût véritable des sciences, tels que l'abbé Bourdelot, médecin du prince de Condé, Martin apothicaire de ce prince, et le prince lui-même. Il fut souvent appelé à Chantilly où le héros, entouré des gens d'esprit et des savans de ce temps-là, vivait, dit Fontenelle, comme aurait fait César oisif.

L'ardeur de Lémery pour l'étude et les progrès de la science lui rendait insuffisant le laboratoire de l'apothicaire du prince de Condé, il voulut en avoir un à lui, qui le rendît indépendant. Il pouvait alors se faire recevoir docteur en médecine ou maître-apothicaire, son dévouement pour la chimie le détermina au dernier parti ; étant reçu, il ouvrit aussitôt des cours publics de chimie dans la rue Galande, où il se logea.

Son laboratoire était moins une chambre qu'une cave, et presque un antre magique, éclairé de la lueur des fourneaux. Cependant l'affluence du monde y était si grande qu'à peine avait-il de la place pour ses opérations. Les noms les plus fameux entrent dans la liste de ses nombreux auditeurs, tels sont les Rouhaut, les Bernier, les Régis, les Tournefort ; les dames même, entraînées par la mode, se rendaient à ces savantes assemblées. — En même temps Duverney faisait des cours d'anatomie avec le même éclat, et toutes les nations de l'Europe leur fournissaient des élèves ; quarante Écossais se rendirent exprès à Paris pour entendre Lémery.

Comme il tenait des pensionnaires, il s'en fallait beaucoup que sa maison fût assez grande pour loger tous ses élèves, les chambres du quartier se remplissaient de demi-pensionnaires. Sa réputation était telle, que les préparations qui sortaient de ses mains étaient le plus en vogue, il s'en faisait un débit prodigieux dans Paris et dans les provinces. Le seul *magister de bismuth* suffisait à toutes les dépenses de sa maison. Ce *magister,* fait observer l'auteur d'un éloge de Lémery, n'est pourtant pas un remède, c'est ce qu'on appelle du *blanc-d'Espagne ;* Lémery était le seul alors dans Paris, qui possédât ce trésor. — On sait aujourd'hui que le *magister de bismuth, blanc-d'Espagne, blanc-de-far, blanc-de-perle, oxide-blanc-de-bismuth, est un sous-nitrate* de bismuth, employée en médecine comme dans les arts. Cette préparation a surtout été employée comme cosmétique, c'est sans doute ce qui la faisait tant rechercher du temps de Lémery (1).

Cependant les troubles religieux qui s'élevèrent en 1681, arrêtèrent Lémery au milieu de sa carrière. — Le calvinisme qu'il professait à l'exemple de son père, lui attira des persécutions, et lui fit même retirer son diplôme de pharmacien. L'électeur de Brandebourg, juste appréciateur de son mérite, lui fit offrir à Berlin une chaire de chimie instituée exprès

(1) Quoique les anciens aient parlé du bismuth sous différens noms, ce métal n'a été bien connu que dans le siècle dernier. Les anciens nommaient ce métal *étain de glace,* nom qu'il a porté longtemps. Pott et Geoffroy le jeune, en 1755, sont les premiers chimistes qui en ont étudié les propriétés et les caractères spécifiques. — On a longtemps regardé le bismuth comme un poison, et quoique cette opinion ne fût fondée sur aucun fait bien constaté, elle s'était répandue parmi les chimistes et les médecins, et s'opposait à ce qu'on employât cette préparation métallique dans la pratique de la médecine. Néanmoins, MM. Odier et Delaroche pensèrent qu'on pouvait retirer quelques avantages de l'oxide de bismuth. M. Odier; en particulier (1786), employa ce remède avec succès dans l'hystérie, l'épilepsie, les palpitations, les crampes d'estomac. C'est dans ces dernières affections, dans les cardialgies, les palpitations, que Laënnec s'est félicité de l'emploi de l'oxide de bismuth.

pour lui ; mais Lémery la refusa dans l'espoir que sa gloire et ses travaux lui mériteraient quelque tolérance.

Voyant enfin son attente trompée, il prit le parti de se retirer en Angleterre en 1683. Charles II l'accueillit avec distinction, et lui témoigna une estime particulière, il agréa même la dédicace de la cinquième édition de son *Cours de Chimie*. Vers la fin de l'année, les temps paraissant plus calmes, il repassa en France, se fit recevoir docteur en médecine à Caen et vint exercer à Paris. Mais la révocation de l'édit de Nantes (1685) détruisit une seconde fois l'édifice de son bonheur. Privé de son état, dépouillé de sa fortune, obligé de se cacher, il n'avait d'autre ressource que de s'expatrier de nouveau, ou de renoncer à sa croyance religieuse. Ses amis et ses élèves le décidèrent à ce dernier parti, il fit solennellement abjuration en 1686.

Libre alors de reprendre l'exercice de la médecine et le professorat, il voulut y joindre encore le commerce de la pharmacie. Cette résolution, pour laquelle il avait besoin de lettres-patentes du roi, qui lui furent accordées, souleva contre lui la faculté de médecine et les maîtres apothicaires. Ils auraient pu le réduire à l'indigence par un procès long et dispendieux, mais ils se désistèrent de leur opposition, lorsqu'ils s'aperçurent du tort qu'ils se feraient à eux-mêmes, en affligeant et persécutant un homme aussi célèbre.

Jusqu'au temps où Lémery fit des cours de chimie, cette science était d'une obscurité mystérieuse ; on se faisait honneur de parler une langue barbare, semblable à la langue sacrée de l'ancienne théologie d'Egypte, entendue des seuls prêtres et apparemment assez vide de sens. Les opérations chimiques étaient décrites dans les livres d'une manière si énigmatique, et souvent chargées de circonstances impossibles ou inutiles, qu'on voyait que les auteurs n'avaient voulu que s'assurer la gloire de les savoir, et jeter les autres dans l'impossibilité d'y parvenir. Lémery fut le premier qui dissipa les ténèbres *naturelles* ou *affectées* de la chimie, qui la réduisit à des bases plus nettes et plus simples, et qui abolit la barbarie inutile de son langage. « Il n'y a pas seulement de la droiture d'esprit, il y a une sorte de grandeur d'âme à dépouiller ainsi d'une fausse dignité la science que l'on professe. » (FONTENELLE, *Éloge de Lémery.*)

Pour rendre encore la science plus populaire, il fit imprimer en 1675 son *Cours de Chimie* ; le débit en fut prompt, le livre se vendit comme ouvrage de galanterie ou de satyre (*Éloge cit.*). Les éditions se suivaient d'année en année, sans compter un grand nombre d'éditions contrefaites, honorables pour l'auteur, et qui prouvent l'avidité avec laquelle on se procurait ces sortes d'ouvrages : la science était nouvelle alors, et un objet de curiosité pour tous les esprits. Ce livre fut traduit en latin, en allemand, en anglais et en espagnol. Un savant de l'Allemagne, M. Tschiruhans, par passion pour la science, le fit traduire à ses dépens ; le traducteur anglais, élève de Lémery à Paris, regrette dans sa préface de ne pas l'être encore et prétend que la chimie est une science que l'on doit à son maître. Enfin le traducteur espagnol dit qu'en matière de chimie, l'autorité du grand Lémery est plutôt *unique* que *recommandable*. (*Éloge de Lémery.*)

En 1697, Lémery publia deux autres ouvrages intitulés : l'un *Pharmacopée universelle,* l'autre *Traité universel des Drogues simples.* Malgré la barbarie du moyen-âge, la pharmacie, comme la médecine, obtint plusieurs priviléges et de grands avantages, parce que l'amour de la vie est le dernier sentiment qui abandonne le cœur de l'homme, même le plus sauvage. Arnaud de Villeneuve à qui l'on doit la découverte de l'eau-de-vie, Raymond-Lulle, qui le premier fit de l'eau-forte (acide-nitrique), ont transporté chez nous, au treizième siècle, les connaissances des Arabes, mais les étendirent peu.

Une foule de commentateurs expliquèrent ensuite les écrits des anciens, sans perfectionner la science. C'est vers le quinzième siècle que toutes les sciences et tous les arts éprouvèrent une commotion générale. L'imprimerie multiplia et répandit les lumières ; la découverte du Nouveau-Monde, le passage du cap de Bonne-Espérance ouvrirent le champ le plus vaste à l'histoire naturelle et médicale. Les esprits, vivement frappés de tant de merveilles, tentèrent des efforts inouis : on tourmenta la nature par de nouvelles expériences. Les philosophes par le feu ne parvinrent pas à faire de l'or, mais du milieu de leurs bizarres tentatives jaillirent de nouvelles découvertes auxquelles ils ne s'attendaient pas ; la liste des pharmacologistes de cette époque est nombreuse, jusqu'à ceux du dix-septième et du dix-huitième siècle.

C'est dans ces deux siècles que la pharmacie acquit ses plus grands développemens. Auparavant, on faisait des mélanges hasardés et téméraires, on entassait drogues sur drogues. Mais bientôt les vapeurs de l'alchimie étant dissipées, laissèrent luire l'aurore de la vraie science chimique ; on connut un peu mieux ce qu'on faisait. Après les essais imparfaits de Lefebvre, Béguin, Baudron, Jacques Lemort, parurent en France Lémery, Boulduc, Charras, Geoffroy, Homberg; en Allemagne, Otto-Tachénius, Rhuland, Maurice, Hoffmann, Dippel, et surtout l'illustre Stahl, le savant Boërhaave, qui portèrent le plus grand jour dans la pharmacie chimique, et mirent en usage beaucoup de nouvelles et de meilleures préparations. Les autres parties de l'art ne furent pas moins bien étudiées, une foule d'autres savans enrichirent l'histoire naturelle et la matière médicale. C'est alors qu'on vit paraître plusieurs excellentes pharmacopées, des dispensaires, des *codex*, à Londres, à Edimbourg, à Paris.

La Pharmacopée de Lémery et son Dictionnaire des drogues embrassent toute l'étendue des connaissances pharmaceutiques de son temps. La *Pharmacopée universelle* (1664, in-4°), est un recueil exact de toutes les compositions des remèdes décrits dans les meilleurs livres de pharmacie, publiés jusqu'alors. L'auteur en a retranché un grand nombre qui lui paraissaient moins bons, mais il en a encore trop conservé. Sous ce rapport, Beaumé a mieux fait que Lémery, il s'est renfermé, avec raison, dans les préparations essentielles. Mais Beaumé a eu l'avantage sur Lémery de venir après lui, par conséquent dans un temps où la science et la raison avaient fait de grands progrès. Quoi qu'il en soit, le livre de Lémery a été pendant longtemps le meilleur recueil de remèdes.

Le *Dictionnaire universel des Drogues* simples (1759, in-4°), réimprimé en 1807, deux volumes in-8°, avec des augmentations par Morlot, est la base du précédent et est aussi fort estimé ; ce recueil, dit Fontenelle, est une bonne partie de l'histoire naturelle, il est écrit avec méthode et clarté. « L'amas immense de remèdes contenus dans ces deux ouvrages, semblerait devoir nous promettre la guérison de tous les maux et l'immortalité; mais, dit le spirituel et savant auteur de l'Éloge de Lémery, dans cette foule de remèdes, nous avons peu de véritables amis. » Lémery lui-même, qui les connaissait tous, ne se fiait qu'à un petit nombre ; il n'employait qu'avec beaucoup de circonspection les remèdes chimiques. Il croyait que, par rapport à la médecine, la chimie était encore de peu de ressource, mais que par le fait de ses progrès ultérieurs, cette science deviendrait précieuse pour l'art de guérir : ici Lémery se montre supérieur à l'art lui-même.

Aujourd'hui la Pharmacopée de Lémery et son Dictionnaire des drogues, comme tous les traités des autres pharmaciens de ce temps-là, ne sont bons à consulter que sous le rapport historique. La révolution que l'illustre Linné a faite dans l'étude de l'histoire naturelle, a établi la matière médicale sur ses vraies bases : on connaît l'origine de presque toutes les substances employées en médecine, et une observation précieuse d'Antoine Laurent de Jussieu confirme cette vérité déjà entrevue, que les végétaux d'un même genre et de la même famille, possèdent à peu près les mêmes propriétés médicales ; importante vérité, développée dans *l'Essai sur les Propriétés médicales des Plantes*, par M. de Candolle. Quand l'académie des sciences se renouvela en 1699, la seule réputation de Lémery lui mérita une place d'associé chimiste, place qui lui obtint plus tard celle de pensionnaire, devenue vacante par la mort de Bourdelin, autre chimiste de ce temps-là. C'est alors que Lémery commença à travailler à un ouvrage qu'il lut par fragmens à l'académie, et qu'il fit imprimer en 1707 ; c'est son *Traité de l'Antimoine.*

Quoiqu'il y ait des raisons de croire que l'antimoine n'a pas été entièrement inconnu des anciens, qui lui donnaient un autre nom et l'employaient dans quelques alliages, il est certain que sa distinction comme métal particulier, et l'examen approfondi de ses propriétés doivent être rapportés à Bazyle Valentin, vers la fin du quinzième siècle. C'est dans un premier ouvrage *ex professo* de cet alchimiste, intitulé : *Currus triomphalis Antimonii,* que sont consignées beaucoup de découvertes sur cette substance métallique, et spécialement sur son sulfure, car, dit Fourcroy (*Syst. des Conn. chim.*), il faut remarquer que le nom d'*antimoine* a longtemps été donné à la combinaison sulfureuse de ce métal, combinaison qu'on a connue bien avant de savoir en extraire le métal lui-même. Kerkringias, contemporain de Lémery (dix-septième siècle), a commenté le traité de Bazyle Valentin ; et ses notes nombreuses contiennent sinon des détails, du moins les premières bases de presque toutes les découvertes que l'on a faites depuis sur cette substance. Mais Lémery est le premier chimiste qui, profitant de tous les travaux de ses prédécesseurs, et y ajoutant beaucoup des siens, ait commencé à écrire d'une manière correcte et raisonnable sur l'antimoine.

Son Traité, publié vers la fin du dix-septième siècle, contient une foule d'expériences curieuses et de procédés exacts sur ce métal et son sulfure. Dans ce traité, l'antimoine est tourné dans tous les sens, il prend toutes les formes que l'art peut lui donner, et se lie avec tout ce qu'on a cru capable d'augmenter ou de modifier ses vertus : l'antimoine est considéré par Lémery sous le rapport de ses propriétés en médecine, et par rapport à la physique.

Dans les premières années du dix-huitième siècle, un nommé Simon, frère apothicaire des Chartreux de Paris, employa le souffre doré d'antimoine sous le nom de *kermès minéral*, et donna à cette substance médicamenteuse une grande célébrité par les cures qu'il dit en avoir obtenues sur les religieux de ce couvent, ce qui lui fit donner le nom de *Poudre des Chartreux.*

Quoique la découverte de ce médicament fût véritablement due à Glaubert ; quoiqu'on doive en rapporter aussi l'invention à Lémery, qui le décrit sous un autre nom dans son Traité de l'Antimoine, il parut d'abord dans le monde comme un remède nouveau. Le bruit de ses bons effets engagea le gouver-

nement à l'acheter. Dodart, premier médecin du roi, s'adressa
à La Ligerie pour faire publier la recette du kermès minéral ;
elle fut en effet rendue publique en 1720. Le procédé de La
Ligerie, beaucoup moins bon que celui de Lémery, procédé
très mal conçu, très long, ne fournissait que peu de kermès,
le quarantième du poids du sulfure employé. Aussi les pharmaciens ne l'ont-ils pas suivi ; quand ce composé a été assez
répandu, assez connu pour devenir très commun, on préféra
avec raison se servir du procédé de Lémery. Son fils aîné,
ayant revendiqué à l'Académie des sciences la découverte de
cette préparation antimoniée pour son père, le procédé de
celui-ci pour obtenir le kermès minéral, fut généralement
adopté dans les laboratoires de pharmacie.

Après la publication de son Traité de l'Antimoine, Lémery
commença à ressentir les infirmités de l'âge ; il eut plusieurs
attaques d'apoplexie, auxquelles succéda une hémi-plégie
qui ne l'empêchait pourtant pas de sortir ; il continuait de se
rendre à l'Académie et d'y remplir ses fonctions d'académicien
au-delà de ce que l'état de sa santé semblait lui permettre.
Mais enfin, il se vit obligé de renoncer à ces assemblées, il se
démit de sa place en faveur de son fils aîné, qui, ainsi que son
frère, était déjà associé de cette célèbre compagnie. Lémery
fut frappé d'une dernière attaque d'apoplexie qui dura six à
sept jours, et mourut à l'âge d'environ 70 ans, le 19 juin
1715, quelques mois avant Louis XIV.

Presque toute l'Europe savante a appris de Lémery la
chimie ; la plupart des grands chimistes français et étrangers
lui ont rendu hommage de leur savoir. C'était un homme mo-
deste et laborieux ; il ne connaissait guère que son cabinet,
son laboratoire et l'Académie. Ami sincère, il vécut avec
Régis dans une liaison étroite, et qui n'éprouva aucune

altération. La probité et la même simplicité de mœurs les unissaient ; ils étaient l'un et l'autre loin de ressentir cette susceptibilité d'amour-propre, cette jalouse rivalité qui trop souvent divisent des hommes faits pour s'estimer et se rendre réciproquement justice.

Nous avons vu Lémery, jeune encore, se livrer avec ardeur à l'étude de la chimie; qu'était cette science alors? Si du temps de Lémery l'art d'observer et d'expérimenter avait été ce qu'il est aujourd'hui, clair, méthodique, philosophique, modéré par le doute, et marchant toujours du connu à l'inconnu, la chimie aurait fait de rapides progrès; mais les erreurs de l'imagination entravèrent sa marche. Les rêves de l'astrologie judiciaire, le roman de la pierre philosophale et cent hypothèses plus folles les unes que les autres, ont fait de la chimie un chaos plus obscur que les hiéroglyphes égyptiens et les mystères d'Éleusis. Jusqu'à 1640, on ne trouve dans l'histoire de cette science que quelques faits particuliers à recueillir. Razès, Roger Bâcon, Arnauld de Villeneuve, Bazyle Valentin, Paracelse, ont fait faire quelques pas à l'art des expériences; ils ont connu quelques propriétés du fer, du mercure, de l'antimoine, du sel ammoniac, du nitre; ils ont trouvé les acides sulfurique, nitrique et muriatique (hydro-chlorique); ils ont inventé des procédés pour distiller les liqueurs fermentées, pour préparer l'opium, pour purifier les alcalis. Glauber se distingua par les soins qu'il mit dans ses recherches, mais ces découvertes isolées ne formaient pas un corps de science, ne se liaient pas à une théorie générale, à un système complet. Lémery vint, et débarassa la chimie de ses hypothèses pour lui imprimer un caractère positif, épurer son langage, le rendre clair d'inintelligible qu'il était alors. Stahl vint ensuite poser les bases d'une doctrine régulière quoiqu'insuffisante,

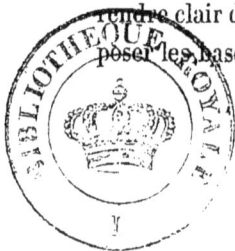

2

et fondée sur une supposition que les observations subséquentes ont détruites ; Stahl dût beaucoup à Bêcher , dont il commenta , rectifia et étendit les idées , et auxquelles il imprima le sceau du génie.

Mais il était réservé à Blach, Cavendish , Priestley et au célèbre Lavoisier de renverser la théorie de Stahl , en créant la chimie pneumatique , monument de génie , dont Fourcroy est jusqu'à présent le plus parfait historien. De tels progrès , de telles découvertes ne peuvent être que le fruit du temps et le résultat de travaux successifs ; or, ceux de Lémery ont concouru à ces progrès , à ces découvertes , en préférant sagement au style mystérieux et inintelligible de ses prédécesseurs , un style simple , uni et à la portée de tous les esprits , en s'astreignant à la clarté, à la méthode, à l'exactitude et au choix des opérations chimiques. Aussi les leçons de Boulduc et de Geoffroy ont-elles pour base et pour guide la chimie de Lémery. C'est surtout sous le rapport des procédés chimiques que son Traité de Chimie est recommandable ; Lémery chercha à détourner les théories obscures et purement chimériques , pour les diriger vers la pratique de la science , vers ce qu'elle pouvait avoir alors de positif et de vraiment utile dans son application à la médecine et aux arts : il y a réussi , c'est la révolution qu'il a opérée dans l'étude et la pratique de la chimie , c'est ainsi qu'il a réellement coopéré à ses progrès.

L'esprit positif de Lémery le mettait nécessairement en butte aux prétentions chimériques des alchimistes. Quelques chimistes avaient avancé qu'il était plus facile de faire de l'or que de le décomposer , ce qui avait engagé quelques prétendus philosophes de ce temps-là à donner certaines opérations pour de vraies décompositions de l'or. Ils proposèrent donc des dissolvans qui , digérés avec ce métal , en obtenaient la teinture. Lémery fut chargé avec Réaumur d'examiner cette préparation, et après un mûr examen, ces commissaires jugèrent que la prétendue décomposition de l'or était mensongère ; que l'or se retrouvait dans toute sa pureté dans le résultat de l'opération.

Les travaux chimiques de Lémery sont principalement relatifs aux métaux, substances si utiles et qui influent tant sur la prospérité publique et particulière, soit par leurs propriétés réelles, soit par l'idée qu'on s'en est formée parmi les hommes. Il n'y a pas en effet dans la nature de productions qui excitent autant d'intérêt pour leur étude et qui aient donné lieu à tant de découvertes ; il n'y en a pas aussi qui aient dû être traitées avec plus de soin et plus de détails. Le fer, le cuivre, l'or, l'argent ont été manifestement les premiers connus et employés ; l'étain, le plomb ont dû suivre de près, s'ils n'ont pas été trouvés en même temps ou antérieurement. L'art de les fondre, de les couler, de les forger, de les allier même n'a pas tardé à être inventé ; mais leurs propriétés chimiques ont été longtemps cachées dans le sein de la nature, et les découvertes en ce genre se sont succédées avec beaucoup de lenteur.

Nous avons vu Lémery publier un Traité de l'Antimoine et imaginer le meilleur procédé pour obtenir l'une des plus précieuses combinaisons de ce métal, nous allons le voir jeter quelques lumières sur d'autres substances métalliques. Depuis que les hommes sondent les mines, ils ont dû reconnaître la volatilité, l'odeur et les effets nuisibles de l'arsenic. Cependant ce métal n'a été reconnu comme tel, et placé parmi les demi-métaux cassans, que depuis le tiers du dix-huitième siècle, quoique Paracelse ait annoncé qu'on pouvait l'obtenir blanc et métallique ; que Schrœder ait fait en 1649 mention d'un métal extrait de l'or-piment et de l'arsenic, car il faut remarquer que ce nom d'*arsenic* a longtemps été donné à l'oxide d'arsenic. En 1675, Lémery a aussi donné un procédé qu'on pratique encore aujourd'hui avec succès pour obtenir l'arsenic métal : il s'agit de faire un mélange d'alcali fixe, de savon et d'oxide d'arsenic, pour en tirer ce qu'on appelait alors un *régule*. Les anciens ne connaissaient point l'arsenic pur *(régule d'arsenic)*, mais bien son oxide, son sulfure jaune et rouge, sous les noms d'*arsenic*, de *sandaraque* et d'*or-piment*. Théophraste avait placé ces substances parmi les pierres métalliques. C'est donc au procédé de Lémery que nous devons le *régule d'arsenic*, de même que c'est à un autre ingénieux procédé de cet habile chimiste que nous devons le *kermès minéral*.

On trouve une grande différence d'opinion parmi les auteurs de Traités de Chimie sur la proportion des principes du *cinabre artificiel*. Lémery y croyait le soufre dans la proportion d'une partie à deux de mercure ; Cartheuzer dans celle de 1 à 7 2/3 ; Mender de 1 à 30 ; Maquer de 1 à 7 ou 8. De là quelques chimistes ont pensé que ce composé pouvait varier suivant la quantité de soufre et de mercure employée pour préparer l'*æthiops minéral*, avec lequel on le fabrique. Ce qui se pratique dans les manufactures de Hollande prouve que le soufre existe dans la proportion d'un dixième dans cette préparation d'æthiops, lorsqu'elle a la qualité recherchée dans le commerce et dans les arts, je veux parler de sa belle couleur. Dans le temps où vivait Lémery, il était difficile de déterminer d'une manière précise les proportions des principes du cynabre, comme en général de toutes les compositions chimiques. Néanmoins Lémery n'a pas laissé de s'en occuper et de nous donner à ce sujet des notions approximatives.

L'eau bouillante ne fait pas éprouver plus d'altération au

mercure que l'eau froide. Lémery avait déjà prouvé à la fin du siècle dernier (dix-septième siècle) que ce métal ne perdait rien de son poids par l'ébullition dans ce liquide ; par des expériences réitérées, Boërrhave a prouvé cette vérité de Lémery. Toutes les précipitations de muriate sur-oxigéné (deuto-chlorure) de mercure, par les matières alcalines, conduisent à connaître les proportions des principes de ce sel ; cependant on a point encore à cet égard une détermination exacte. Suivant Tachénius, le mercure est à l'acide : 3 1/2 à 1 ; Lémery indique cette proportion : : 5 1/2 à 1 ; Bergmann, que l'on croyait s'approcher le plus de la vérité, dit, dans sa *Docimasie humide*, que cent parties de muriate sur-oxigéné de mercure contiennent 24,5 d'acide muriatique et 75,5 de mercure. Selon Fourcroy, cette proportion n'est pas juste, c'est à de nouvelles expériences à déterminer ce qui manque à cette appréciation, laquelle ne peut être qu'approximée.

Il est facile de concevoir que le muriate de mercure sur-oxigéné (deuto-chlorure de mercure), uni aux trois quarts de mercure, perd sa propriété corrosive puisqu'on a tant de preuves que l'oxigène diminué et partagé sur une plus grande quantité de mercure, auquel il tient davàntage, diminue beaucoup la saveur et l'àcreté du composé; or, toutes les fois que l'on combinera l'acide muriatique (hydro-chlorique) avec le mercure peu oxidé, et qu'il formera dans cette combinaison un sel insoluble, on obtiendra un muriate (hydro-chlorate) de mercure doux (proto-chlorure de mercure). Aussi Lémery avait-il dit que le précipité blanc ordinaire, formé par une dissolution de muriate (hydro-chlorate) de soude avec une dissolution de muriate de mercure, n'avait besoin que d'être sublimé pour être du mercure doux ; aussi Newmann avait-il reconnu une parfaite identité entre ces deux corps.

C'est sur cette identité que Schèle s'est fondé, en donnant un procédé pour préparer par la voie humide le muriate de mercure doux. Lémery prétendait que dans ce sel, l'acide y est au mercure comme de 1 à 6 2/3.

Parmi les nombreux et laborieux chimistes qui ont travaillé sur le fer et qui ont successivement ajouté quelques faits à son histoire, on distingue encore Lémery. On connaît l'opinion de ce chimiste sur le phénomène qui résulte d'un mélange de fer, de soufre et d'eau. A froid et à sec, les deux premiers corps ne s'unissent pas intimement, quoiqu'ils ne soient pas absolument sans action l'un sur l'autre. Mais quand on y ajoute de l'eau, cette union s'opère avec facilité. On fait donc une pâte avec parties égales de soufre en poudre, de limaille de fer fine, que l'on mêle par trituration à suffisante quantité d'eau : cette pâte, exposée à l'air, s'échauffe bientôt, se boursouffle, se fendille, exhale des vapeurs qui prennent l'odeur du gaz hydrogène sulfuré, et qui s'enflamment souvent spontanément. Quoique l'air contribue à cette action, puisque Priestley a trouvé qu'il était altéré par ce mélange, et qu'il perdait une portion de son oxigène, l'eau est aussi véritablement décomposée ; c'est elle qui fournit la plus grande quantité de ce principe au fer. La chaleur, le boursouflement, les vapeurs inflammables, l'inflammation même qui se développe spontanément dans ce mélange, avaient fait penser à Lémery que tel était ce qui se passait exactement dans les volcans. Il dit même avoir imité la nature, en faisant ainsi de toutes pièces un volcan artificiel, en plongeant dans la terre un vase rempli de soufre et de limaille humectés, qu'il recouvrait de terre. Le sol, suivant lui, était soulevé, fendu, il s'exhalait des vapeurs, les fentes se couvraient d'une poussière jaune-rougeàtre de soufre sublimé, quelquefois même l'action réciproque des matières allait jusqu'à l'inflammation du mélange et à faire explosion. Cette expérience a longtemps porté le nom de *volcan artificiel* de Lémery. Buquet, qui dit l'avoir répétée avec soin, prétend n'avoir point obtenu le même résultat, quoique rien ne s'oppose, dit Fourcroy, à la regarder comme bien d'accord avec tous les phénomènes connus. Cette expérience de Lémery parut plausible à ses contemporains, et l'on ne peut s'empêcher de la trouver ingénieuse, aujourd'hui même que les progrès des sciences physiques ne permettent pas de l'admettre.

D'après une curieuse expérience de Lavoisier, le fer en limaille uni à l'eau et exposé sous une cloche de mercure à la température de 15 degrés, se trouve bientôt changé en poudre noire, plus volumineuse que n'était d'abord la limaille d'où elle provient; le fer a en outre augmenté de poids de telle sorte qu'en ajoutant cette augmentation au poids du gaz hydrogène obtenu, on a juste obtenu celui de l'eau qui manque dans l'appareil. Le fer, ainsi oxidé par l'eau, ne devient jaune ou rougeâtre que tant qu'il n'a pas le contact de l'air; mais aussitôt qu'il jouit de ce contact, et qu'en même temps il est humecté, il passe au jaune de rouille, en absorbant peu à peu une plus grande quantité d'oxigène, et surtout de l'acide carbonique.

Par un procédé analogue, Lémery avait fait une préparation de fer qu'il croyait n'être qu'une simple division ou atténuation de ce métal, et qu'il nommait *œthiops martial*, à cause de sa couleur noire. Dans la manière d'opérer de Lémery, il se dégageait du gaz hydrogène, qui répandait une odeur très reconnaissable dans les lieux où cette opération était établie. On a une preuve très forte que la préparation de Lémery est une oxidation de fer, opérée à l'aide de l'oxigène de l'eau, non seulement par la réduction de l'oxide rouge qui repasse au noir, mais aussi par l'intéressante expérience de Vauquelin, qui en chauffant dans une cornue, ou dans un creuset, parties égales d'oxide rouge de fer et de limaille de ce métal, a réduit tout le mélange en oxide noir. Dans cette opération, le fer s'est emparé de la portion d'oxigène contenue dans l'oxide rouge, au-delà de l'oxidation en noir.

Un peu d'acide hydro-chlorique dans beaucoup d'eau favorise singulièrement le changement du fer en oxide noir, et par conséquent accélère la formation de l'*œthiops martial* de Lémery (1).

Les folies et les chimères des alchimistes et de leurs adep-tes, maladie de l'esprit humain que les progrès de la raison et des sciences sont parvenues à extirper de l'état social, ont été la source de toutes nos connaissances chimiques sur les métaux. L'infatigable patience de ces hommes, les expé-riences innombrables qu'ils ont faites, l'heureuse loi qu'ils s'étaient imposée de décrire avec autant de soin les opé-rations dont ils n'avaient point obtenu de résultat, qu'ils mettaient d'attention à cacher celles qu'ils assuraient leur avoir réussi, ont élevé peu à peu le monument que la science a commencé à posséder vers le milieu du dix-septième siècle, et qui s'est bientôt agrandi par les travaux des chimistes dont la méthode, la sagesse et la raison ont su disposer avec art tous les matériaux uniformes, amassés à si grands frais par

(1) Ce phénomène s'explique aujourd'hui par la formation spontanée dans le mélange du fluide électrique, lequel décompose l'eau et permet ainsi que l'oxigène se porte en plus ou moins grande quantité sur la li-maille de fer.

les chercheurs de la pierre philosophale et de la médecine universelle.

Après donc les recherches folles, mais pleines de faits singuliers des Gerber, des Arnauld de Villeneuve, des Raimond-Lulle, des Bazyle Valentin et de tant d'autres fous célèbres, on vit les Libavius, les Gerhard, les Cassius, les Wedel s'occuper à tirer des perles de ce fumier (FOURCROY, *Syst. des Cout. chimiques*), séparer les faits utiles des assertions ridicules, les expériences précises des opérations mystiques; faire ainsi un triage avantageux à l'art; et s'ils n'étaient pas entièrement dépouillés de la crédulité au grand œuvre et à la panacée, rapprocher cependant avec plus ou moins d'habileté les observations et les résultats des alchimistes, de manière à en faire un essai de théorie ou de doctrine sur les propriétés des substances métalliques.

C'est ainsi qu'à côté des folles et vaines prétentions de Paracelse et de Digbi, on doit voir les utiles travaux de Sylvius, Quercettau, Lémery, Charras, Poulletier, Spielmann. Dans les volumineux ouvrages de ces chimistes pharmacologistes, publiés depuis 1755 jusqu'en 1775, on trouve méthodiquement disposées, savamment discutées, nettement décrites les diverses altérations chimiques que les métaux sont susceptibles d'éprouver par tous les agens à l'aide desquels on modifie leurs propriétés, on change leur nature. Or, de tous ces chimistes pharmacologistes, restaurateurs de la science après le règne de l'alchimie, Lémery est celui qui mérite le plus par sa méthode et sa lucidité dans l'exposé de ses principes et de ses procédés.

Quoiqu'il en soit des efforts de ces laborieux expérimentateurs, il faut convenir que la marche des découvertes successives et des connaissances graduellement acquises que nous venons de tracer, ne présentait encore que des incertitudes, au milieu même des faits nombreux qui en composaient l'ensemble ; on peut même ajouter qu'un grand nombre de ces connaissances offrait de grandes erreurs , et que la plupart de ces faits n'étaient que des aperçus inexacts, avant que Lavoisier eût publié ses belles découvertes sur l'oxidation des métaux, sur leur dissolution dans les acides, sur la décomposition de ces derniers, et surtout celle de l'eau que beaucoup de ces corps opèrent à leur tour.

Mais l'enthousiasme que nous donne l'exposé si curieux des progrès de la chimie, nous entraîne au-delà des limites de cette notice ; ce n'est pas, en effet, sans regret, qu'au sujet de Lémery , nous abandonnons ce qui est relatif à cette science ; nous aimerions à poursuivre ses progrès jusqu'à nos jours et dire l'immense révolution qu'elle éprouva par la découverte de la composition de l'air atmosphérique. L'*oxigène* prit la place du *phlogistique* de Stahl, en jouant le rôle inverse, et sa théorie expliqua la plupart des phénomènes qui avant étaient inexplicables. Mais ce qui rendit la chimie une science tout à la fois claire et sublime , ce fut la nouvelle nomenclature adoptée en 1787 , conception admirable, qui classe tous les faits dans la mémoire avec une extrême facilité. C'est à Lavoisier, Guyton-Morveau, Bertholet et Fourcroy que nous devons cette heureuse réforme. Honneur à ces savans successeurs du chimiste célèbre dont nous traçons la notice ! Malheureusement pour sa gloire, Lémery les a devancés de trop d'années ; s'il eût vécu de leur temps, il n'eut pas manqué de concourir par ses travaux à leurs lumières et à leurs découvertes. Nous terminerons ici ce qui a rapport à la chimie, pour procéder à un nouvel examen sur les travaux de Lémery en pharmacie.

Un ouvrage de la nature des pharmacopées doit vieillir rapidement : il n'a de valeur qu'autant qu'il est riche de toutes les découvertes modernes, qu'autant qu'il se trouve au niveau de la chimie. Or, comme cette science marche à pas de géant dans la voie des investigations nouvelles, comme la matière médicale fait chaque jour des acquisitions importantes, il faut que le recueil des lois pharmaceutiques subisse fréquemment de profondes modifications. Claude Galien de Pergame, qui vivait du temps de Trajan et de Marc-Aurèle, fit des travaux assez importans sur la pharmacie. Depuis Galien, les adeptes de la science s'attachèrent à acquérir des connaissances étendues dans l'art de préparer les médicamens. Parmi ceux qui nous ont laissé les documens les plus importans, on peut citer Paul d'Egine, Jean Sérapion, Jean Mézué de Damas, Rhazès, Avicène et plusieurs autres Arabes.

La matière médicale fit l'acquisition de plusieurs médicamens simples que les Grecs n'avaient pas connus, tels sont entre autres quelques purgatifs végétaux, comme la casse, les tamarins, les mirobolans, la manne. L'usage du sucre devint commun : on préparait avec cette substance des sirops, des juleps, des électuaires, des confections. On employa plusieurs aromates, comme la noix muscade, les clous de girofle ; le musc, le nitre, le mercure devinrent des médicamens. En 1515, Nicolas Prévost, de Tours, publia une pharmacopée générale ; en 1535 et 1542, le sénat de Nuremberg chargea Valérius Cordus de rédiger une pharmacopée, que l'on peut considérer comme le premier *Codex* revêtu du sceau de l'autorité. Jacques Dubois, ou *Sylvius del Boë*, natif d'Amiens, mit au jour une méthode de composer les médicamens, divisée en quatre livres, Paris 1541 ; il y parle des succédanées. Il publia aussi en 1548, in-16, une Pharmacopée intitulée :

De Medicamentorum simplicium Præparatione, *delectu mixtionis modo*, libri III, Paris 1552. Cet ouvrage a été traduit en français sous le titre de *Pharmacopée française*, par André Caille, Lyon 1558, in-8°. Elle fut très utile au temps où elle parut, Baumé en faisait beaucoup de cas.

Lémery, l'*Isis* de son siècle, vint à son tour donner une Pharmacopée universelle, travail immense, dans lequel l'auteur fait des remarques sur les préparations et les propriétés de chaque médicament, dont il retranche les ingrédiens inutiles. C'est ainsi qu'il a simplifié, autant qu'il lui a été possible, la fameuse thériaque d'Andromaque, monstrueux mélange de substances étonnées de se trouver réunies. La Pharmacopée de Lémery fut publiée pour la cinquième fois en 1763 ; elle comprend cinq parties : la première est consacrée à l'exposé des principes de l'art, des termes, des vaisseaux, des poids et mesures et des caractères ; la seconde partie comprend la description de toutes les préparations extemporanées ou *magistrales* ; la troisième partie traite de ce qu'il nomme *compositions internes*, ce qui revient aux préparations à la fois *magistrales* et *officinales* ; la quatrième traite de préparations analogues, telles que les électuaires, les opiats, les confections, les élixirs, les eaux distillées. Celles-ci sont exclusivement *officinales*. Enfin la cinquième et dernière partie traite de ce qu'il appelle *compositions externes*, que nous appelons *topiques*, tels sont les onguens, les cérats, les huiles, les emplâtres, etc. Cet exposé de la méthode de Lémery dans sa Pharmacopée n'est peut-être pas parfaitement exact. Nous ne retracerons cependant pas à la lettre ce plan de l'ouvrage de Lémery, attendu qu'il n'y aurait d'autre mérite que celui de copiste, que d'ailleurs cet ordre est bien connu des savans auxquels sera soumis ce mémoire. Au reste, comme le fait judicieusement observer M. Soubeiran, la classification d'un ouvrage de pharmacie pratique n'a aucune espèce d'importance ; comme chaque opération y devient l'objet d'une description détaillée, peu importe le lieu où elle se trouve placée ; l'essentiel est d'avoir une table exacte qui la fasse trouver facilement. *(Nouveau Traité de pharmacie, etc.,* préf., p. 10.)

Quoiqu'il en soit de l'ordre suivi par Lémery, nous terminerons par rappeler que Baumé dit à l'éloge de son *Traité de Pharmacie,* qu'il contient non seulement un grand nombre de formules adoptées en France et dans le reste de l'Europe, mais qu'il présente aussi des détails exacts pour opérer sûrement. L'ordre que Lémery a suivi dans sa Pharmacopée ne diffère guère de celui adopté par ses successeurs, car généralement tous les traités de pharmacie commencent par la définition de l'art, par l'exposé de son objet, de ses moyens ou modes d'opérer, des instrumens qui composent un laboratoire de pharmacien, puis viennent les diverses opérations de pharmacie.

Quand l'art pharmaceutique eût pris une forme régulière et devint méthodique, on classa les médicamens d'après leurs propriétés principales, et l'on adopta la division indiquée par Hippocrate, qui distinguait les remèdes en *altérans, incisifs, relâchans, purgatifs, rafraîchissans, etc.* Ensuite, 'attribuant à certaines substances une action spéciale, on forma des genres de médicamens tels que les *céphaliques, hépatiques, stomachiques, diérentiques* et autres. Cette idée singulière d'attacher aux médicamens des propriétés spéciales, a donné naissance aux hypothèses les plus bizarres, que l'on ne peut comparer qu'à l'abus du néologisme, lequel fait vraiment fureur de nos jours, surtout en chimie.

Dans sa préface, Lémery émet une réflexion très juste,

c'est qu'en général les médecins devraient commencer leurs études par celle de la pharmacie, pour apprendre à bien connaître les substances de la matière médicale, et la manière dont se préparent les médicamens composés. Cette étude est surtout aujourd'hui trop négligée. Aussi le jeune médecin est-il dans l'embarras, lorsque débutant dans la pratique, il s'agit de formuler et de se servir des moyens que son art lui suggère auprès de ses malades. Mais heureusement aussi la thérapeutique est-elle réduite à une grande et lumineuse simplicité. La chimie pneumatique a surtout contribué à renverser les bases anciennes de la science ; dès ce moment la pharmacie a subi des changemens importans ; elle est devenue plus simple, et l'inutilité d'une foule de médicamens étant démontrée, on les a réduits beaucoup ; trop peut-être, car telle substance dont l'action chimique n'est point prouvée, peut cependant être douée de précieuses vertus ; tout ce qui semble inerte à nos sens, ne l'est pas pour cela sur les membranes sensibles de l'estomac. Depuis que la polipharmacie a fait place à une thérapeutique simple et rationelle, on a plus que jamais reconnu la justice de cette sentence de Celse : *Multi magni morbi diœtâ et quiete curantur.* La doctrine des irritations est venue ajouter à la réduction de la liste des remèdes et repousser à jamais ces traitemens compliqués dont le médecin lui-même ne savait se rendre raison.

« Tant qu'on fera usage des remèdes de la pharmacopée galénique, dit Fourcroy, tant que la routine continuera à dicter au médecin les formules compliquées d'un plus ou moins grand nombre de médicamens, on ne pourra jamais rien savoir sur leurs véritables propriétés. » *(Traité de l'Art de connaître et d'employer les Médicamens.)* De là les efforts de l'auteur de la Mosographie philosophique, pour éveiller

l'attention des praticiens sur l'abus des médicamens : de là
la sage défiance de Lémery sur les vertus des remèdes, et sa
prudente circonspection dans leur emploi. Rendons hommage
à la mémoire de cet homme, dont l'esprit et le savoir lui fai-
saient devancer son siècle, et dont les travaux lui méritent
notre reconnaissance par les progrès qu'ils ont fait faire à la
chimie et à l'art pharmaceutique. Certes, si la ville natale
de Lémery est justement glorieuse du grand Corneille, du
Poussin et de Fontenelle, elle doit aussi s'honorer d'avoir
donné le jour à Lémery, l'un des premiers et des plus célèbres chimistes.

Si nous devons moins à Lémery sous le rapport de la pharmacie et de la matière médicale que sous le rapport de la chimie, c'est que ces deux premières sciences ne sont que secon-
daires de l'autre, que d'ailleurs la plupart des médicamens
composés ne sont dûs qu'à l'empirisme, ce qui devait répu-
gner à l'esprit méthodique de Lémery, à la rectitude de son
jugement, je dirais même à la rigueur de ses principes. Lorsque Lavoisier, Bertholet, Guyton, Fourcroy renversèrent
l'ancien édifice de Stahl pour y substituer les bases plus solides
de la chimie moderne, la science prit un si grand essor, que
l'on appréhenda qu'elle vint à se séparer de la pharmacie ;
mais les pharmaciens, guidés par l'amour des connaissances
réelles, ne tardèrent pas à prendre place auprès de ces heu-
reux novateurs. Bayen, Pelletier, Vauquelin, Parmentier,
Desyeux, Proust, s'offrirent par des travaux assidus et d'in-
génieuses recherches, à prouver que la chimie n'aurait jamais
à rougir de son berceau. Au reste, nous le répétons, la pharmacie et la matière médicale ne peuvent s'élever au niveau de
la médecine et de la chimie qu'en changeant de langage et de
méthode. Mais cette révolution, si désirable, ne pouvait se

faire que lentement et après beaucoup d'essais partiels. Aussi Lémery n'a-t-il pu donner à sa Pharmacopée et à son Dictionnaire des Drogues simples que le degré de perfection que pouvait leur imprimer alors l'état des sciences chimiques.

Malgré les changemens utiles qu'ont subi la pharmacie et la matière médicale, changemens qui consistent à donner à ces parties essentielles de l'art de guérir plus d'ordre et de certitude, elles ont gardé jusqu'à nos jours leur antique nomenclature et leur classification irrégulière.

Déjà plusieurs médecins et pharmaciens ont présenté des plans très ingénieux au sujet d'une utile réforme. M. Barbier a essayé de classer les médicamens par leurs propriétés dominantes et la nature de leur force active, abstraction faite de leurs attributions physiques et de leur constitution chimique. Le professeur Alibert, dont nous déplorons la perte récente, a été plus loin; il a pensé comme Bichat, que les médicamens, du moins les plus simples, pouvaient être rangés d'après leur action spécifique sur les organes. Il a été conduit à ce système par la considération des propriétés électives de beaucoup de substances. Schwilgué, que la mort a trop tôt enlevé aux sciences, a pris dans ces deux beaux systèmes ce qu'ils ont de certain, mais il a voulu faire marcher de front la thérapeutique, la matière médicale et la science pharmaceutique; considérant les médicamens d'après leurs qualités physiques, chimiques et médicales, il les divise en diverses sections qu'il appelle *médications*. Sa méthode n'est pas assez simple; elle supposerait au pharmacien toutes les connaissances nécessaires au médecin, surtout celles de la clinique.

Pour le temps où vivait Lémery, et vu le peu de développement des sciences physiologique et thérapeutique, il ne pouvait classer les médicamens d'après les notions de l'organisme, conséquemment d'après leurs propriétés intimes sur nos organes. Il l'a senti, aussi a-t-il pris le sage parti de recourir à l'ordre alphabétique, et de donner à sa matière médicale la forme d'un dictionnaire : de la part de Lémery, c'était l'expression d'un doute philosophique.

Nous avons dit que Lémery est le premier chimiste qui ait écrit d'une manière lucide et satisfaisante sur l'antimoine. Les travaux de beaucoup d'autres chimistes, depuis Lémery, ont eu particulièrement l'antimoine pour objet, et nous ont obtenu des médicamens précieux. Beaucoup de médecins se sont aussi évertués sur l'antimoine ; ils ont imaginé et vanté beaucoup de recettes dont ce métal et son sulfure font la base. On peut en prendre une idée dans le tableau de ces médicamens, publié par Guillaume Saunders. *(Observations sur l'Antimoine, 1779, in-8°.)*

Nous avons aussi signalé le procédé de Lémery pour obtenir le kermès minéral, comme étant le meilleur et le plus généralement suivi, de préférence à celui de la Ligerie, consacré pourtant par l'autorité de Dodart, premier médecin du roi. Les chimistes ne sont pas encore parfaitement d'accord sur la composition chimique de cette substance. M. Berzélius ne considère le kermès que comme un simple sulfure, répondant au *proto-sulfure* et au *protoxide* d'antimoine *(Annales de Chimie et de Physique,* tome XX, page 241*)* ; Proust, Robiquet, Cluzel sont portés à croire que le kermès minéral est un sous-hydro-sulfate d'antimoine, enfin Gay-Lussac et Henri fils viennent joindre leur autorité pour appuyer l'opinion des chimistes précédens, et aujourd'hui rien ne paraît mieux prouvé que le kermès minéral est un sous-hydro-sulfate d'antimoine. On distingue aujourd'hui trois procédés pour faire le kermès minéral, celui de Cluzel (1), par lequel on obtient le plus beau kermès ; il est d'un rouge brun-foncé, et d'un aspect velouté ; malheureusement, fait observer M. Soubeiran, il faut employer des masses considérables de liquide pour n'avoir que peu de produit : le procédé de Piderit (2) ; on opère absolument comme pour le procédé de Cluzel ; c'est en général une mauvaise méthode, qui n'a été recommandée que par un très petit nombre de praticiens : enfin le procédé de Berzélius, dont nous exposons aussi les matériaux (3) ; ce procédé et d'autres analogues sont le plus généralement usités, parce qu'ils donnent beaucoup de produits.

L'avantage du procédé de Lémery sur celui de la Ligerie consiste dans la très grande quantité de kermès obtenu (les trois quarts du sulfure d'antimoine employé) par le premier procédé : tandis qu'on n'en obtenait qu'un quart par le procédé de la Ligerie. Ainsi Lémery a la gloire d'avoir, le premier, donné le meilleur procédé pour obtenir le kermès minéral, et par le succès qu'il obtint de son emploi chez un personnage d'un haut rang, d'avoir fait la réputation de cette précieuse substance médicamenteuse. C'est l'une des preuves le moins incontestables des profondes connaissances de Lémery en chimie expérimentale, et de la justesse de ses connaissances en

---

(1) Sulfure d'antimoine en poudre très fine. . . . . 1 partie.
    Carbonate de soude cristallisé. 22,5
    Eau de rivière. 250
(2) Potasse caustique liquide. . . . . 3 parties.
    Sulfure d'antimoine. 1
    Eau. 1
(3) Sulfure d'antimoine. . . . . 3 parties.
    Carbonate de potasse. 8

thérapeutique ; c'est l'un de ses plus beaux titres à notre reconnaissance.

Ici se termine ce que nous avons cru devoir dire sur les savans et précieux travaux de Lémery, comme chimiste, et
sous le rapport de la pharmacie et de la matière médicale.
Dans l'exposé des différentes époques de la science, nous
avons fait ressortir autant qu'il nous a été possible, le mérite
de cet homme célèbre, et nous nous sommes appliqué à si-
gnaler ses travaux comme point de départ de la marche progressive de l'art des expériences. Nous nous sommes aussi
appliqué à enrichir ce mémoire d'une utile érudition et à le
décorer, autant que possible, de la dignité soutenue du style,
en tout ce qui est relatif à la chimie, à la pharmacie et à la matière médicale. Pour ce qui est de la famille de notre célèbre
chimiste et des particularités qui la concernent, nous sommes
privés des moyens de puiser à la source ; il faudrait être sans
doute à même de compulser les archives de sa ville natale,
ou les bibliothèques de Rouen et de Paris. Cependant pour
faire preuve d'obéissance au programme et aussi pour com-
pléter en quelque sorte ce qui est relatif à Lémery, nous
croyons devoir terminer ce mémoire par un extrait des arti-
cles biographiques de ses fils, tous les deux dignes de leur
père dans la carrière des sciences expérimentales.

———

L'aîné des enfans de Lémery, Louis, naquit à Paris le 25
janvier 1697. Elève de son père, il fit des progrès rapides
dans les sciences naturelles, et fut reçu docteur en médecine

à la Faculté de Paris, à l'âge de 21 ans. Quoiqu'il n'eût que huit jours pour se préparer, il fit le cours de chimie au jardin du roi, en 1708, aux applaudissemens d'un nombreux auditoire. Il fut nommé démonstrateur royal en 1731; fut pendant trente-trois ans médecin de l'Hôtel-Dieu, et acheta une charge de médecin du roi. Le grand exercice lui avait acquis un pronostic sûr dans les maladies les plus compliquées, et une connaissance délicate du pouls. L'Académie le reçut élève chimiste en 1702, associé en 1712 et pensionnaire en 1715. Il mourut le 9 juin 1743, âgé de 46 ans. Ses ouvrages imprimés sont:

Un Traité des Alimens, 1702-1705, in-12, ouvrage dont ou admire l'ordre, la clarté et l'érudition. Bruhier en a donné une trosième édition, Paris, 1755. L'auteur y explique le choix qu'on doit faire de chaque aliment; les bons et les mauvais effets qu'ils peuvent produire; le temps, l'âge et le tempérament auxquels ils conviennent. Ses observations sur les usages des alimens sont justes, parce qu'elles sont fondées sur l'expérience, mais les raisonnemens qu'il fait sur leurs principes et sur la manière dont ils opèrent, ne sont pas toujours étayés d'une bonne théorie. Louis Lémery a publié en outre trois lettres contre la *génération des vers dans le corps de l'homme*, que le médecin Audry avait fait imprimer, 1704, in-12. On a émis, sur le développement des vers de l'homme, un grand nombre d'hypothèses, preuve assurée que la question est obscure et difficile à résoudre; autrement l'opinion serait uniforme.

On trouve, parmi les Mémoires de l'Académie des Sciences, plusieurs Mémoires de Louis Lémery, sur le cochléaria, le cresson aquatique, le borax, la cire, la manne, la lacque, les cloportes, le nitre, le sel ammoniac, le vitriol, le feu, la lumière, etc. ; des analyses des eaux minérales, des observations anatomiques et des descriptions physiologiques intéressantes.

Le second fils de Lémery, dont nous avons inutilement cherché le prénom dans les biographies, suivit la même carrière, et avec autant de succès que son frère. Il fut nommé associé de l'Académie des Sciences en 1715, et mourut en 1721.

On a de lui : 1º des Réflexions sur un nouveau phosphore, et sur un grand nombre d'expériences faites à l'occasion de cette substance *(Mémoires de l'Académie, 1715)* ; 2º un Mémoire sur l'action des sels sur différentes matières inflammables (1713) ; 3º Expériences sur la diversité des matières propres à faire un *pyrophore* avec l'alun (1714). Tels sont les travaux des fils de Lémery ; s'ils eussent vécu l'âge de leur père, ils eussent égalé son mérite et sa gloire ; hommage soit rendu à la mémoire de tels hommes !

Lémery est de ces mortels auxquels la destinée n'a rien laissé à désirer : en effet, comme célèbre chimiste n'a-t-il pas joui de sa renommée ? comme père, n'a-t-il pas possédé tout ce qu'un père ambitionne, des enfans dignes de lui.

FIN.

NOTE

CONCERNANT

LES PHARMACOPÉES ET LE CODEX MEDICAMENTARIUS.

Pour ne point interrompre la suite de notre notice sur Lémery, nous émettons dans cette note ce que nous croyons
devoir dire des pharmacopées de nos jours et du *Codex medicamentarius.*

En 1816, le Code pharmaceutique ou Pharmacopée française a été publié en un fort volume in-8° par MM. Leroux,
Vauquelin, Déyeux, Jussieu, Richard, Percy, Hallé, Henri,
Vallée, Bouillon-Lagrange et Chéradame; en 1826, une
seconde édition fut publiée par M. A.-L.-A. Fée, revue et
corrigée par ce savant, professeur à l'hôpital militaire d'instruction de Lille.

Un fait remarquable dans l'histoire de la médecine, c'est
le soin avec lequel tous les gouvernemens ont imposé aux
ministres de la santé ces espèces de codes, qui ont pour but

de prévenir les effets de l'arbitaire ou de l'ignorance dans la préparation et l'administration des substances destinées à la guérison des maladies. Les Egyptiens avaient leur *livre sacré*, *Embre*, et les médecins étaient obligés de se conformer ponctuellement aux règles qui y étaient prescrites, la mort étant toujours la peine attachée à l'infraction de cette loi, quelle que fût d'ailleurs l'issue du traitement.

De nos jours, la science médicale est si complexe, elle se compose de tant de parties, que vainement on chercherait à soumettre son application à des lois textuelles et positives. Il y a toujours, en effet, quelque chose d'abandonné à la sagacité et au jugement du praticien, et ce quelque chose ne saurait être déterminé d'une manière vague et générale par les maîtres eux-mêmes, auxquels une expérience journalière vient encore démontrer qu'il y a quelque maxime générale à restreindre, quelqu'idée, depuis longtemps reçue, à rectifier.

Il y a longtemps que les gouvernemens ont renoncé à donner des codes généraux de médecine ; l'expérience en cette matière ne saurait en effet se traduire encore par des lois. Cela peut-il arriver ?.... C'est une question de perfectibilité humaine qu'il n'entre point dans notre objet de traiter ici.

Quoiqu'il en soit, le Code pharmaceutique, publié en 1816, témoigne que de nos jours on n'a pas renoncé à la prétention de donner des lois à une science qui n'en reçoit que du génie. Nous conviendrons pourtant que la préparation des substances médicamenteuses peut être soumise à des lois fixes, mais elles doivent être, ces lois, en harmonie avec les connaissances acquises sur la matière, et résulter d'une expérience d'autant plus facile, qu'elle se rapporte à des effets purement matériels.

Pour ce qui est du *Codex* latin, publié par la Faculté

en 1816, on a démontré l'urgence d'un semblable travail. L'impatience publique attendit longtemps à être satisfaite, et plusieurs états voisins nous devancèrent dans la publication de leurs pharmacopées qui nous offrirent des modèles à suivre et à surpasser. Une longue attente donne des droits à l'exigence, et l'on était justifié de prétendre à un ouvrage aussi parfait que le pouvait comporter notre époque. Aussi, quand le *Codex* parut, en fit-on un examen rigoureux. Cet examen lui fut défavorable, le Codex fut jugé au-dessous du mérite de ses savans auteurs. Quelques années se sont à peine écoulées depuis la première publication du Codex latin, et la science a marché; de nouveaux produits ont été découverts, des erreurs ont été signalées, et de nouvelles formules adoptées. Le désaccord entre les lois et l'usage, entre l'état actuel de la science et celui où le Codex l'avait trouvée, n'a pu que tourner au détriment de ce dernier ; aussi son crédit a-t-il considérablement perdu depuis aux yeux des pharmaciens instruits, et jaloux de se maintenir constamment au niveau de la science.

On crut cependant que ce Codex servirait à établir dans les compositions pharmaceutiques une uniformité très désirable pour l'exercice de la médecine, et qu'il pourrait prévenir des erreurs trop communes et souvent funestes. Malheureusement un événement déplorable prouve le contraire ; certaines préparations médicamenteuses indiquées dans cet ouvrage étaient contraires aux lois de la chimie, et même inexécutables, et puis des agens thérapeutiques d'une grande efficacité et généralement employés n'étaient pas mentionnés dans ce recueil ; il a fallu le remplacer.

L'apparition d'un nouveau Codex est pour le médecin et le pharmacien une chose sans contredit plus importante qu'aucune autre. C'est que le Codex est pour le médecin et pour le pharmacien l'occasion d'applications pratiques rigoureuses, c'est que cet ouvrage est revêtu d'une autorité qui fait loi dans le monde médical. Par les mots *Codex*, *Pharmacopées*, on prétend désigner généralement un livre qui renferme une collection de formules de médicamens, ainsi que les procédés qui constituent l'art de préparer les remèdes. C'est un recueil de pratiques à l'usage du médecin et du pharmacien.

En 1835, une commission spéciale a donc été formée près le ministère de l'instruction publique, à l'effet de s'occuper de la révision du *Codex medicamentarius*, publié en 1816 par le gouvernement, et pour préparer une nouvelle édition de cet ouvrage. Cette commission a été composée ainsi qu'il suit : M. Orfila, président, MM. Andral, Dumeril, Richard, Bussi, Caventon, Robiquet, Pelletier, Soubeiran, Hyppolite Royer-Collard. Sur de tels noms, on n'hésitera pas à penser qu'un tel traité puisse offrir bien des garanties.

Il serait inutile d'exposer ici les changemens opérés dans l'ordre du Codex par la commission qui a procédé à la nouvelle publication de celui de 1835-37. Ce serait poursuivre trop loin une tâche qui cependant n'est pas étrangère à l'objet de cette note. D'ailleurs par nos citations et nos recherches nous prouvons assez aux savans qui nous jugent, que nous ne cessons de faire nos efforts pour nous maintenir, aussi nous, à la hauteur des progrès de la science.

Cependant, nous croyons de notre devoir, à l'occasion du Codex et des Pharmacopées, faire un appel à l'attention du gouvernement et des autorités médicales sur l'avidité commerciale qui confond aujourd'hui, parmi de petits spéculateurs, des hommes dont les fronts étaient naguères ceints de couronnes académiques. Nous voyons avec peine que la cupidité vient chaque jour détruire ce que les lumières ont créé (la science du pharmacien), et réduire à une spéculation sordide, même périlleuse, une science qui s'était reconstruite sur des fondemens solides.

FIN DE LA NOTE.

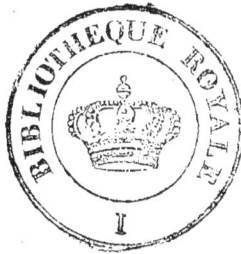

www.ingramcontent.com/pod-product-compliance
Lightning Source LLC
Chambersburg PA
CBHW060458210326
41520CB00015B/4002